DES

QUARANTAINES,

ET

DES PERTES

QU'ELLES OCCASIONENT AU COMMERCE;

Par M. DE SÉGUR DUPEYRON.

Mémoire présenté a l'Académie des sciences,

suivi

d'un extrait du Rapport de MM. Girard, Freycinet
et Double.

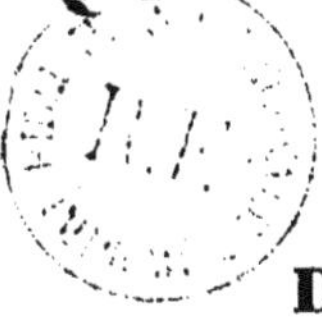

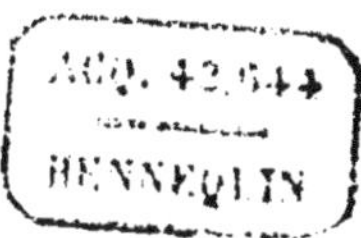

<hr>

PARIS,

Chez Madame Huzard (née Vallat la Chapelle),
Rue de l'Éperon-Saint-André-des-Arts, n° 7.

1833.

DES QUARANTAINES,

DES PERTES

QU'ELLES OCCASIONENT AU COMMERCE.

MÉMOIRE PRÉSENTÉ A L'ACADÉMIE DES SCIENCES (1).

Depuis long-temps on fait une affaire de science médicale d'une question qui est toute administrative et politique. Des gens de l'art, pour intéresser au succès de leur opinion, vont s'apitoyant sur le sort du commerce, que ruinent, disent-ils, ces longues et interminables quarantaines, mesures illusoires; car elles ne sont instituées que pour préserver de maladies qui ne se communiquent pas.

Nous ne nous proposons pas d'examiner le plus ou le moins de fondement des théories contagionistes ou non contagionistes; ce serait vouloir décider une question qui ne peut être

---

(1) Je m'étais d'abord proposé de publier, avec ce Mémoire, et les critiques dont il a été l'objet et les réfutations que j'ai faites de ces critiques; mais l'Académie des Sciences ayant renvoyé le tout au nouvel examen de sa Commission, je dois me borner, *quant à présent*, à la publication du Mémoire.

I

de notre compétence : homme d'administration, il ne nous est donné de considérer les quarantaines que sous le rapport administratif.

Quand on voit les hommes s'habituer individuellement à des dangers de toute espèce, on serait tenté de croire que, pour approprier les masses à certaines choses, il devrait suffire de les mettre souvent en rapport avec ces mêmes choses; cependant les populations qui se sont trouvées le plus fréquemment en contact avec les maladies appelées *pestilentielles* sont, en Europe, celles qui les redoutent le plus. Transportez-vous à Marseille, en Italie, en Espagne; consultez-y l'esprit public; allez ensuite dans les pays du nord, et vous reconnaîtrez bientôt que la facilité de propagation pour les doctrines non contagionistes est en rapport inverse de la proximité des foyers d'infection ou de contagion ; car le mot ne fait rien à l'affaire.

On éprouverait donc, dans certains de nos ports, de grandes difficultés administratives et politiques, si l'on voulait supprimer des quarantaines qu'à tort ou à raison l'esprit public est habitué à considérer comme utiles, on peut même dire, comme efficaces.

Ainsi, tant que les choses seront dans le

même état, tant que la science n'aura pas con-
vaincu les populations de l'innocuité des marchandises ou des corps organisés qui provien-
draient d'une localité infectée ou suspecte d'infection, il sera du devoir de l'autorité de main-
tenir le système quarantenaire.

C'est donc nuire au commerce, auquel on
a pourtant le désir d'être utile, que de se récrier
sans cesse contre des mesures qui, après tout,
ne sont pas aussi ruineuses qu'on le suppose
généralement : c'est lui nuire, parce que l'on sé-
duit ainsi quelques esprits spéculatifs, qui font,
sur la foi des autres, de l'opposition au moyen
de théories scientifiques, et que le Gouvernement se voit privé, chaque année, des ressour-
ces indispensables pour le parfait établissement
de nos lazarets ; que par la suite, lorsqu'il se
présentera des circonstances graves, les navires
qu'il faudra séquestrer se trouveront dans de
mauvais mouillages, que les marchandises qu'il
faudra mettre à l'évent seront exposées à
toutes les intempéries de l'air, et que les mate-
lots moribonds ne trouveront pas un abri pour
reposer leurs souffrances.

Mais peut-être voudra-t-on distinguer entre
une maladie et une autre maladie ? peut-être
consentira-t-on à considérer la peste comme

pouvant être contagieuse jusqu'à un certain degré, tandis qu'on se refusera à placer la fièvre jaune sur la même ligne? Eh bien! la fièvre jaune ne fût-elle pas contagieuse, et cela fût-il démontré sans réplique, il y aurait encore lieu, dans l'intérêt même du commerce, à établir des lazarets, des quarantaines, des séquestrations; enfin, tout ce qui constitue les précautions sanitaires : car il ne s'agit pas seulement de la quiétude du peuple, de son repos, choses d'ailleurs si dignes d'attention, il s'agit aussi d'un avantage qui se calcule par francs et centimes.

Un de nos publicistes a dit : « Nulle raison n'a, » par elle-même et d'avance, le droit de soute- » nir qu'elle est la raison publique; si elle le » prétend, il faut qu'elle le prouve, c'est à dire » qu'elle se fasse accepter par les autres raisons » individuelles. » Là est toute la question qui nous occupe. Nous dirons donc à cette partie de la science qui se prétend à bon droit, sans doute, la raison publique, qu'elle doit se faire accepter par toutes les raisons individuelles du pays : cela fait, la difficulté de politique intérieure aura disparu, il n'y aura plus d'inconvéniens, sous ce rapport, à lever toutes les quarantaines. Mais la France convertie aux idées qu'on veut faire prévaloir, il faudra encore se livrer à de nouvelles et nombreuses prédications; car la France n'est pas seule dans le monde. Or, un grand nombre des autres peuples, en Europe, est contagioniste, et cela résulte de ce qu'autrefois, lorsqu'on ne prenait pas de mesures suffisantes contre la peste, la peste les décimait assez fréquemment, tandis que, depuis qu'on se précautionne suffisamment contre elle, elle respecte le territoire de l'Europe civilisée, et vient s'éteindre et mourir dans nos lieux de contumace.

Nous venons de dire qu'une grande partie des nations de l'Europe est contagioniste, nous devons en fournir au moins quelques preuves.

Il est un peuple dont le commerce est immense, dont l'intelligence des affaires ne saurait être révoquée en doute; ce peuple, chacun l'a nommé, c'est le peuple anglais. Le Gouvernement britannique, pour s'épargner des dépenses assez considérables, fit rendre au Gouverneur de Malte, en 1824, une ordonnance portant que tous les navires marchands, venant du Levant, seraient soumis à trente jours de quarantaine, *à dater du jour de leur entrée,* avec débarquement des marchandises; puis, par une disposition particulière, il était spécifié que les bâti-

mens de guerre feraient également trente jours
de quarantaine, mais avec cette différence que
*les jours passés à la mer compteraient comme
s'ils avaient été passés au lazaret.* L'alarme fut
générale, les récriminations arrivèrent de par-
tout; les provenances de Malte furent soumises
à un régime spécial dans toute la Méditerranée
et dans l'Adriatique. Le Cabinet de Londres
adressa réclamations sur réclamations; il invoqua
la bonne foi des officiers commandant ses vais-
seaux, les précautions en usage dans sa marine
militaire, qui ne transporte jamais de marchandises, susceptibles ou non. Rien ne put faire flé-
chir la rigueur des réglemens; et, après dix-huit
mois d'efforts inutiles, provoqué par le commerce de Malte, il révoqua sa décision.

Voici ce qu'on inséra, à ce sujet, dans la Gazette
du Gouvernement de Malte, le 12 avril 1826;
les termes sont bons à peser.

« Nous apprenons que le Comité de santé de
» cette île a résolu que, dorénavant, les bâti-
» mens de guerre seront assujettis, dans le port
» de la quarantaine, à l'entière période de contu-
» mace fixée pour les pays d'où ils proviennent,
» sans déduire, comme on l'a fait jusqu'à présent,
» les jours de la traversée.

» Le Comité pense que, de l'exécution de cette

» décision, ne pourra résulter *aucun inconvé-*
» *nient public qui ne soit pleinement compensé*
» *par les avantages qu'en retirera le commerce*
» *maltais,* puisqu'on suppose que les principaux
» États de la Méditerranée n'auront plus de
» raisons pour se refuser à admettre dans leurs
» ports les bâtimens de Malte, aux mêmes con-
» ditions que les provenances de leurs ports
» respectifs sont admises dans cette île. »

Cet article renferme tout le droit public sanitaire ; il démontre que, pour rester dans le cas
de patente nette, un pays, d'ailleurs habituellement sain, doit respecter les usages généralement adoptés. Le Cabinet anglais, qui trouvait
un avantage réel dans l'accomplissement de la
mesure qu'il avait provoquée, a donc sagement
agi en la révoquant ; il a senti qu'on ne lutte
pas impunément contre des opinions enracinées,
surtout quand de nombreuses populations pro-
fessent ces opinions et que ces populations sont
des foyers de consommation pour les objets
manufacturés.

Mais continuons nos citations :

En 1828, une épidémie de petite-vérole se
déclara à Marseille. Aussitôt les Administrations
sanitaires de Naples, de Rome, d'Ancône, de
Livourne, de Gênes, de Nice, de Trieste et de

Venise frappèrent de quarantaines *de 25 jours pour les personnes et de 35 jours pour les marchandises* les provenances de nos côtes méridionales. L'Intendance de Marseille se vit obligée de recourir à l'intervention du Gouvernement, pour faire cesser un état de choses si préjudiciable; cependant, malgré le zèle de nos légations, ces mesures durèrent plus de deux mois, et ne furent réduites que successivement et à mesure que l'épidémie de Marseille diminua.

Autre exemple :

Au mois de février 1830 , le bruit se répandit à Naples qu'une affection de nature contagieuse s'était manifestée en Toscane, et l'Administration de cette ville s'empressa d'assujettir à des mesures de précaution toutes les provenances de la Toscane et de l'État pontifical. Ces craintes s'étendirent jusqu'à Madrid, et la Junte suprême d'Espagne fixa des contumaces de 15 jours pour les provenances du littoral pisan , de 8 jours pour les provenances de Gênes, de Sardaigne, de Corse, des îles d'Hyères et des ports situés depuis ces îles jusqu'à Marseille inclusivement.

Enfin, et pour en finir :

En 1830, le Gouvernement français, voulant licencier les transports de l'expédition d'Alger;

réduisit à 15 jours les quarantaines pour les provenances de la Régence qui, jusque-là, avaient été de 25 jours.

L'Intendance de Marseille, prévoyant que des difficultés sans nombre devaient résulter de cette décision de l'autorité supérieure, adressa une circulaire à toutes les Administrations sanitaires de la Méditerranée, pour leur donner connaissance des mesures prises à Alger, *où un Bureau de santé venait d'être établi, et où l'on faisait subir des quarantaines aux provenances de Tunis et même de Gibraltar*. Elle terminait sa lettre en disant : « Nous aimons à nous flatter qu'en
» raison de ces motifs vous ne considérerez
» pas comme plus suspectes qu'auparavant les
» provenances de notre littoral, et que vous ne
» les soumettrez, par conséquent, à aucune
» quarantaine d'observation, en apprenant sur-
» tout que, si l'armée d'Alger a évacué dans nos
» lazarets un très grand nombre de malades, il
» a été démontré, comme il est démontré tous
» les jours, qu'il ne règne parmi eux que des
» dyssenteries et autres maladies non conta-
» gieuses. »

Cette précaution fut vaine ; la peur ne raisonne pas, elle courut de port en port : parce que les quarantaines étaient réduites, on en

conclut que des maladies avaient pénétré dans la ville. Un raffineur y mourut d'une gastro-entérite; on supposa que c'était la fièvre jaune, et l'Intendance fut obligée de recourir à l'intervention du Gouvernement. Le 15 octobre, elle écrivit au Ministre : « Si Votre Excellence ap-
» puie nos réclamations auprès des magistrats
» de santé d'Italie, il y a tout lieu d'espérer
» qu'elles seront accueillies ; autrement, le com-
» merce serait vraiment écrasé, surtout si, dans
» tous les ports, on soumettait nos provenances
» à des quarantaines de 40 jours, comme on a
» décidé de le faire à Rome. »

Le 9 novembre, nouvelles sollicitations. L'Intendance venait d'apprendre qu'à Livourne, à Port-Maurice, à Monaco, à Nice, etc., les provenances du littoral français, depuis le Var jusqu'à Port-Vendre, étaient soumises à une quarantaine, et qu'à Gênes on était allé *jusqu'à suspendre leur entrée à libre pratique*. Tout s'arrangea cependant ; mais ce ne fut qu'à force de démarches, et quand on eut acquis la preuve que l'Administration sanitaire d'Alger pouvait offrir des garanties suffisantes.

———

Nous bornerons ici nos citations. Chacun se

rappelle encore d'ailleurs les mesures rigou-
reuses prises contre nous à l'occasion du cho-
léra, mesures qui, disait l'autre jour l'un de nos
premiers chimistes, ont fait doubler le prix du
soufre : du reste, il serait difficile d'énumérer les
circonstances de même nature qui parfois sont
venues entraver nos relations commerciales. Au
Ministère des affaires étrangères se trouvent les
preuves de tout ce qu'ont coûté de soins et de
démarches à nos légations les mesures défavo-
rables au commerce français, qui ont été dictées
par la crainte que les réglemens sanitaires ne
fussent pas rigoureusement observés chez nous.

Il résultera, nous l'espérons du moins, de ce
que nous venons de dire, la preuve qu'on ne
supprimerait pas impunément les précautions
sanitaires; car si, en les supprimant, notre
commerce d'importation se trouvait affranchi
de certaines dépenses, le commerce d'exportation serait, par contre, frappé de rigueurs qui
doivent être prises en considération par l'autorité chargée de veiller sur les intérêts de tous.
Or, c'est de la comparaison entre l'économie
procurée par la suppression des quarantaines
et la dépense occasionée par les quarantaines
qu'on nous ferait subir à l'étranger, que doit
résulter la décision de l'autorité, et non du plus

ou moins de fondement d'une théorie médicale.

Il convient donc maintenant d'abandonner les considérations scientifiques ou morales et de faire parler des témoins qui ne permettent pas d'observations ; nous voulons dire les chiffres : ainsi, nous allons rechercher ce que coûtent au commerce ces précautions, qu'on suppose aussi ruineuses qu'inutiles, et nous espérons pouvoir démontrer qu'elles ne sont ni si inutiles, ni si ruineuses qu'on le dit.

Nous prévenons que, si nos chiffres se rapportent à 1831 et non à 1832, c'est uniquement parce que les derniers états publiés par la douane sont relatifs à l'année 1831.

Et d'abord faisons le calcul pour la fièvre jaune, nous passerons ensuite à la peste.

Le dépouillement des états de quarantaine envoyés par l'Intendance du Havre et relatifs aux provenances de Cayenne, des Antilles, du Mexique, de la Colombie, des États-Unis et du Sénégal, qui sont les lieux habituellement suspects de fièvre jaune, nous donne :

Admis sans quarantaine. . . . 200 navires.

Id. après 2 jours de quarantaine. 14   *id.*

Id. après 3 jours. 56   *id.*

Id. après 5 jours. 19   *id.*

Id. après 10 jours. 1   *id.*

Ce qui produit un terme moyen d'un jour et 4 centièmes.

Les états fournis par l'Intendance de Nantes, pour les mêmes provenances et pour la même année, donnent les résultats suivans (1) :

Admis sans quarantaine. . . . . 21 navires.
Id. après 2 jours de quarantaine. 11   *id.*
Id. après 3 jours. 35   *id.*
Terme moyen, 1 jour et 90 centièmes.

Les états de Bordeaux fournissent les résultats suivans (2) :

Admis sans quarantaine. . . . . 3 navires.
Id. après 2 jours. 23   *id.*
Id. après 3 jours. 57   *id.*
Id. après 5 jours. 11   *id.*
Id. après 6 jours. 1   *id.*
Terme moyen, 2 jours et 93 centièmes.

---

(1) Nous devons toutefois prévenir que les états d'arrivages à Nantes, en 1831, que nous avons sous les yeux, sont incomplets ; il manque tout le mois de novembre et 15 jours de décembre ; mais 30 de ces 45 jours appartiennent à l'époque des quarantaines les moins longues.

(2) Il y a encore ici une lacune ; il manque une quinzaine d'octobre, une quinzaine de novembre et tout le mois de décembre : ainsi, 30 jours appartiennent aux 6 mois des longues quarantaines et 30 jours aux 6 mois des plus courtes.

On trouve dans les états de Marseille :

Admis sans quarantaine. . . . oo navires.
Id. après 5 jours. 82   *id.*
Id. après 7 jours. 55   *id.*
Id. après 8 jours. 3   *id.*
Id. après 9 jours. 4   *id.*
Id. après 10 jours. 5   *id.*
Id. après 15 jours. 4   *id.*
Id. après 25 jours. 2   *id.*
Id. après 35 jours. 1   *id.*
Terme moyen , 6 jours et 73 centièmes.

On pourra voir dans ces résultats la confir-
mation de ce que nous disions, en commençant,
du plus ou moins de facilité de propagation que
présentent les doctrines non contagionistes :
ainsi, le Havre, qui n'a jamais vu la fièvre jaune
que de très loin, n'impose moyennement que
1 jour et 4 centièmes; Nantes, qui l'a vue d'un
peu plus près, élève le terme moyen à 1 jour
et 90 centièmes. A Bordeaux, ce terme est déjà
de 2 jours et 93, et enfin à Marseille, on le porte
à 6 jours et 73. Mais lors même qu'à Bordeaux
et dans la Méditerranée on ne redouterait pas
plus la maladie dont nous nous occupons qu'on
ne la redoute au Havre, on y agirait comme on
y agit; car Bordeaux a de nombreux rapports

avec l'Espagne, qui est contagioniste, et Bordeaux ne voudrait pas voir suspendre ses relations avec la Péninsule : il en serait de même pour Marseille, quant à son immense commerce de cabotage.

Revenons toutefois à nos calculs, et voyons ce que les dépenses sanitaires, relatives à la fièvre jaune, ont coûté, en 1831, à chacun de nos ports en particulier. Nous comprendrons dans ces dépenses l'intérêt des sommes représentant la valeur des marchandises, les gages d'équipages et les vivres dépensés en plus, et enfin les frais d'interrogatoire, de visite, de patente, etc.

La France a reçu en 1831 :

	navires	montés par	et portant pour
Des États-Unis. .	258—	—3,410 hom.	80,479,951 fr.
D'Haïti.	35—	390 —	3,774,173
De Porto-Rico et			
Cuba.	39—	518 —	4,931,563
Saint-Thomas. . .	9—	96 —	564,582
Mexique.	30—	473 —	8,864,196
Colombie.	7—	97 —	1,362,933
Guadeloupe. . . .	194—	—2,611 —	26,642,222
Martinique. . . .	136—	—1,892 —	20,123,594
Cayenne.	23—	268 —	2,442,158
Sénégal.	25—	210 —	3,313,837
	756	9,965	152,499,209 fr.

De cette somme, 90 millions environ sont

arrivés au Havre, 10 millions à Nantes, 25 millions à Bordeaux, et 20 millions à Marseille. La connaissance de ces valeurs et le nombre des marins qui ont été employés à la navigation de chacun de ces quatre ports vont nous fournir les derniers élémens de calcul nécessaires pour arriver à un résultat aussi approximatif que possible.

Or, nous avons trouvé que le terme moyen des quarantaines au Havre, en 1851, avait été de 1 jour et 4 centièmes; nous venons de voir, d'un autre côté, que les importations s'y étaient élevées, dans la même année, à 90 millions de francs : ce sont donc d'abord les intérêts de cette somme, pendant 1 jour et 4 centièmes, qu'il faut porter en dépense, et nous trouvons qu'à 6 pour 100 ces intérêts établissent une perte de. . . . . 15,600 fr.

A quoi il convient d'ajouter les vivres et les gages d'équipages pendant 1 jour et 4 centièmes, à raison de 2 f. 50 c. par jour (4,500 hommes)(1).   11,700

Plus les recettes de l'Intendance, suivant son budget. 20,000

Total. 47,300

(1) Le nombre d'hommes a été fixé par induction,

Laquelle somme de 47,300 francs est, à celle de 90 millions, montant de l'importation, comme 1 est à 1,900 environ ; c'est à dire, que chaque 100 francs ont fait face à une dépense de 5 centimes.

Passons au port de Nantes pour suivre l'ordre géographique.

Ce port, où le terme moyen des quarantaines est de 1 jour 90 centièmes, a reçu en denrées de toute espèce, des lieux suspects de fièvre jaune, pour une somme de 10 millions.

Les intérêts de ces 10 millions, pour 1 jour et 90 centièmes, donnent. . . . . . . 3,166 fr.

Les gages et les vivres de 1,000 hommes pendant le même temps, à 2 fr. 50 cent. par jour et par homme. . . 4,750

Plus, la recette de l'Intendance, suivant son budget. 4,000

Total. . . . . 11,916 fr.

Laquelle somme de 11,916 francs est, à celle de 10 millions, montant de l'importation, comme

---

les états de l'Intendance ne faisant pas toujours mention du chiffre relatif aux équipages.

1 est à 840 environ ; c'est à dire, que chaque 100 francs importés ont supporté une perte de 12 centimes.

Port de Bordeaux :

Terme moyen des quarantaines, 2 jours et 93 centièmes ; montant des importations, 25 millions de francs.

Pertes en intérêts, pour 2 jours et
93 centièmes. . . . . 12,208 fr.
   1,270 hommes à 2 fr. 50 cent. par
jour, pendant 2 jours et 93 centièmes. 9,302
  Plus, les recettes de l'Intendance. 27,000

                      ____

TOTAL. . . . . 48,510 fr.

Laquelle somme de 48,510 francs est, à celle de 25 millions, montant de l'importation, comme 1 est à 515 ; c'est à dire, que chaque 100 francs importés ont supporté une perte de 19 centimes.

Port de Marseille :

Terme moyen des quarantaines pour la fièvre jaune, 6 jours 73 centièmes ; montant des importations, 20 millions de francs.

Pertes en intérêts, pour 6 jours
73 centièmes. . . . . 22,433 fr.

1,500 hommes à 2 fr. 50 cent. par
jour, pendant 6 jours et 73 centièmes. 25,237

Supposons que les recettes de l'Intendance se soient montées à 40,000^f,
quant à ce qui est relatif à la fièvre
jaune (1). 40,000

TOTAL. . . . . 87,670 fr.

Laquelle somme de 87,670 francs est évaluée,
à celle de 25 millions, comme 1 est à 281, ou
comme 100 francs sont à 35 centimes.

Rien de plus facile, à présent, que de totaliser
les pertes résultant des quarantaines éprouvées
dans nos quatre principaux ports.

Havre. . . . . 47,300 fr.
Nantes. 11,916
Bordeaux. 48,510
Marseille. 87,670

TOTAL GÉNÉRAL. . . 195,396 fr.

Voilà donc cette cause de ruine, 195,396 fr.

------

(1) Il nous est impossible d'établir un chiffre exact ; car
toutes les quarantaines relatives à la peste se font à Marseille, et les recettes sont portées sur les comptes sans dis-
tinction de provenance.

2.

de dépense pour 152 millions de marchandises !
En vérité, cela vaut-il la peine de donner la
plus légère inquiétude aux populations, en supprimant les quarantaines? cela vaut-il surtout
la peine de nous faire mettre en patente suspecte dans tous les États méridionaux?

Certes, on n'aura pas oublié les exemples de
sévérités exercées à notre égard dans les différens
ports de la Méditerranée; on se rappellera,
sans doute, les 25, les 30, les 40 jours de quarantaine qui nous ont été infligés, pour de
faibles relâchemens dans nos sévérités sanitaires. Que serait-ce donc si nous supprimions
nos quarantaines contre les provenances des
pays suspects de receler la fièvre jaune? On ne
sait, en vérité, où s'arrêterait l'effet de la peur.
Mais supposons qu'on ne nous traitât pas plus
mal qu'on ne traite à Marseille les provenances
des Antilles, des États-Unis, du Mexique, de la
Colombie, de Cayenne et du Sénégal, bien que
la longueur des traversées soit toujours prise en
grande considération dans tout classement de
patente; supposons, disons-nous, qu'en Italie,
en Espagne, en Portugal, on ne nous imposât
que 7 jours de séquestration, et voyons ce qu'il
nous en coûterait.

La France a expédié en 1831 :

	navires	montés par	et portant pour
Pour l'Espagne. .	687 —	3,955[hom.] —	46,770,617 fr.
Pour l'Autriche et la Lombardie. .	26 —	312 —	5,654,450
Roy. de Sardaigne.	1,162 —	7,387 —	45,852,571
Deux-Siciles. . .	173 —	2,517 —	7,339,155
Toscane, Etats-Romains, Lucques.	304 —	2,319 —	10,517,422
	2,352	16,490	116,134,215 fr.

Les intérêts de 7 jours, pour cette somme de 116,135,215, s'élèvent à . . . . . .   135,489 fr.

16,490 hommes, à 2 fr. 50 cent. par homme et par jour, pendant 7 jours. . .   288,575

Plus, les frais sanitaires, qu'on ne peut estimer à moins de.   210,000

Total. . . . . .   634,064 fr.

Ainsi, les quarantaines que nous avons imposées à l'entrée nous ont coûté 195,396 francs, et celles que nous avons évitées, en les portant à 7 jours, qui ne représentent pas le quart des contumaces que nous aurons encourues, nous auraient coûté 634,064 francs.

Différence en faveur de notre commerce, 438,668 francs.

Il nous reste maintenant à aborder la question relative à la peste.

Notre tâche s'augmente, à ce sujet, de l'obligation de répondre à un discours dont la tribune législative a récemment retenti, nous voulons parler du discours de M. Auguis.

L'honorable député s'est plaint, avec raison, des dissidences qui peuvent régner entre les diverses Administrations sanitaires des divers États ; il voudrait qu'une sorte d'arrangement fût conclu, d'après les nouvelles bases que la science a pu poser.

« Toutes les Administrations françaises et
» étrangères, dit-il, n'auraient alors qu'une ma-
» nière de voir et de juger les choses : la qua-
» rantaine ne serait plus une mine exploitée, en
» certains pays, au détriment du commerce ; toute
» anomalie cesserait ; la marche des Administra-
» tions serait plus facile, leur action plus puis-
» sante, et la navigation débarrassée d'entraves
» inutiles.

» Rien de plus inutile et de plus dangereux,
» ajoute-t-il ensuite, que les quarantaines dites
» d'observation, cette mesure n'est applicable
» qu'aux provenances des pays sains ; s'ils n'é-
» taient pas sains, elle cesserait d'être d'observa-
» tion, elle serait de *rigueur*. Un bâtiment ne peut
» pas apporter une maladie d'un lieu où elle ne
» règne pas. Affranchi de cette mesure, toute

» l'attention devrait alors être dirigée sur les
» quarantaines de rigueur. »

Commençons par expliquer l'utilité de ces
quarantaines d'observation. Il y a des pays où
des maladies, telles que la fièvre jaune et la
peste, règnent plus particulièrement : or, on a
vu, dernièrement encore, des voyageurs quitter
un couvent de Syrie à 4 heures du matin, et la
peste s'y déclarer le soir. Dans le système de
la contagion, et c'est celui qui prévaut encore
aujourd'hui, surtout quant à la peste, ces voyageurs devaient paraître suspects ; car ils pouvaient
porter la peste avec eux, et la communiquer
aux lieux qu'ils allaient traverser : cependant
ils étaient, qu'on me passe le mot, sous le régime *de patente nette ;* car la peste ne régnait
pas, au moment de leur départ, dans le couvent
où ils avaient reçu l'hospitalité. Eh bien ! si ces
voyageurs avaient eu à traverser un pays sur la
frontière duquel on se précautionnât contre la
peste, un pays enfin qui eût intérêt à ne pas
rester en dehors du droit sanitaire de l'Europe
et qui comprît cet intérêt, n'y aurait-il pas eu
utilité, même en ignorant la manifestation de
la maladie peu après leur départ, à leur faire subir une contumace, c'est à dire, à les séquestrer
jusqu'au moment où des courriers ou d'autres

voyageurs auraient pu donner des nouvelles postérieures de la santé publique, dans le lieu qu'ils avaient quitté? Voilà dans quel but sont instituées les quarantaines d'observation. Pendant les 4, 5, 6, 10 jours de séquestration d'un navire, il peut arriver des renseignemens qui transformeraient sa patente nette ou suspecte en patente brute, et s'il n'y avait pas eu de quarantaines d'observation, les marchandises étant déjà débarquées, les germes du mal, toujours dans le système de la contagion, auraient pu avoir produit leurs fruits.

D'ailleurs, les Administrations de la Méditerranée pourraient répondre à M. Auguis, comme elles ont déjà répondu à d'autres, « que ce fut
» avec *patente nette* que la peste apparut à Mar-
» seille, en 1720; que ce fut avec *patente nette*
» que le capitaine Rava, venant de la Morée,
» importa la peste qui ravagea Messine en 1783;
» qu'en 1789, le capitaine Brun, parti de Smyrne,
» avec *patente nette*, fut frappé de la peste pen-
» dant la traversée; *que les patentes nettes*, dé-
» livrées dans les pays où l'on ne prend aucune
» précaution habituelle contre la peste, doivent
» toujours être très suspectes; que la peste, qui
» ravagea le royaume de Tunis en 1784 et 1785,
» n'y fut pas d'abord connue, et que, pendant

» 6 **mois**, les navires partant des ports de cette
» Régence étaient tous porteurs de *patentes*
» *nettes;* que les *patentes nettes* délivrées par les
» consuls, quand la peste a cessé dans un pays,
» n'offrent aucune garantie contre les marchan-
» dises emballées antérieurement, pendant que
» régnait la peste, ou venues de l'intérieur du
» pays, dont l'état sanitaire ne peut pas toujours
» être bien connu. »

Ces objections ont été si souvent reproduites,
qu'il ne nous est pas permis de les ignorer. Peut-
être encore un coup, la contagion n'existe-t-elle
pas; mais du moins faut-il respecter les croyances.
D'ailleurs, comme dans tout contrat il y a au
moins deux parties, et qu'en définitive M. Auguis ne peut vouloir parler que d'un contrat, il
nous faudrait bien faire quelques concessions.

Beaucoup de gens, et M. Auguis est du nombre, se sont élevés contre le privilége accordé
au port de Marseille de recevoir toutes les provenances du Levant; ils demanderaient, en con-
séquence, que le Havre, Nantes et Bordeaux
fussent admis à jouir du même avantage. Nous
sommes, sur ce point, tout à fait d'accord avec
M. Auguis; mais que faire ? Les lazarets qu'on
avait commencés dans ce but n'ont pu être ter-
minés, et ce qu'il y a de singulier, c'est qu'en sup-

primant les crédits demandés, on a toujours cru agir dans les intérêts des ports de l'Océan.

Pour appuyer sa réclamation, l'honorable député fait valoir des considérations déjà connues; mais il appuie ces considérations de calculs dont les bases peuvent être tant soit peu contredites.

Ainsi, il établit, d'un côté, que le terme moyen d'une traversée de Smyrne en Angleterre est de 40 jours; que le terme moyen d'une traversée de Smyrne à Marseille est également de 40 jours; ce qu'il attribue à la marche plus rapide des bâtimens anglais; et, d'un autre côté, il indique 25 jours comme le terme moyen d'une traversée de Smyrne à Trieste.

A cela nous pourrions opposer les certificats des courtiers de Londres, joints au rapport adressé, en 1823, par la Société des armateurs de cette ville aux lords du conseil, lequel certificat constate *que les navires de la Baltique eux-mêmes font autant de voyage d'aller et de retour en Angleterre, et mettent dans les ports autant de célérité, dans leurs opérations, que les navires anglais.*

Mais nous voulons des faits plus précis.

Nous espérions pouvoir tirer de la comparaison de la liste des Lloyd's, avec les journaux commerciaux de Marseille, une conclusion tout autre ; mais le malheur veut que la liste des Lloyd's n'indique pas la durée des traversées : il nous a donc fallu recourir à un autre moyen. Nous avons consulté un à un tous les numéros du *Moniteur ottoman*, pendant l'année écoulée depuis le 5 novembre 1831 jusqu'au 5 novembre 1832, pensant que si, comme le dit M. Auguis, les navires anglais ne mettent pas plus de temps pour aller de Smyrne en Angleterre que des bâtimens français n'en mettent pour aller de Smyrne à Marseille, les premiers ne devront pas en employer davantage pour venir d'Angleterre à Constantinople que les autres n'en mettent pour aller de Marseille à Constantinople.

Voici le résultat de ce dépouillement :

Terme moyen des traversées pour les bâtimens partis d'Angleterre , 56 jours.

Id.	*id.*	partis de Marseille ,	39
Id.	*id.*	partis de Trieste ,	39

« Or, dit M. Auguis, continuant son raisou- » nement, à l'arrivée, la marchandise fera, à » Londres, 8 jours de quarantaine (à la fin de » son discours, M. Auguis parle de 10 *jours*) (1);

----

(1) Quant à nous, nous ignorons tout à fait quelle est la longueur des quarantaines en Angleterre.

» à Trieste, 15; à Marseille, 40 : ainsi, en suppo-
» sant les trois navires partis le 1er janvier, les
» marchandises seront livrées à la spéculation, à
» Londres, le 18 février, celles de Trieste, le 10
» février, et celles de Marseille, le 20 mars; c'est
» à dire, 32 jours après les premières, et 40 jours
» après les secondes. »

Mais déjà nous avons démontré que M. Auguis s'est trompé sous le rapport de la durée du
voyage, et que si les proportions ne sont pas dé-
rangées au retour, en supposant que les navires
de Marseille mettent 39 jours pour l'effectuer,
ceux d'Angleterre doivent mettre 56 jours, et
ceux de Trieste 39; mais M. Auguis a commis
une autre erreur : il a vu que les instructions
indiquaient comme maximum des quarantaines
le terme de 40 jours, et il en a conclu que le
maximum était appliqué à tous les navires. Heu-
reusement, il n'en est pas ainsi ; car le terme
moyen que donnent les états de quarantaines
transmis par l'Intendance de Marseille en 1831,
pour les provenances de Turquie, d'Égypte, de
Grèce, de Tripoli, de Tunis et de la mer Noire, est
de 27 jours ; mais comme, d'un côté, d'après les
instructions (page 88), les marchandises susceptibles, débarquées aux lazarets, doivent subir
10 jours de quarantaine de plus que le navire,

et que, d'un autre côté, les mêmes instructions (page 90) portent que les marchandises non susceptibles pourront être retirées durant la quarantaine, nous établirons que la moyenne des quarantaines, pour les marchandises, est de 3o jours.

D'où il résulterait que les marchandises venues de Constantinople à Marseille ne sont remises au consommateur que le 69ᵉ jour après leur départ, et qu'à Londres elles ne lui parviennent que le 64ᵉ jour, puisqu'en ajoutant les 8 jours de quarantaine aux 56 jours de navigation, on trouve le chiffre 64; et dans le cas où l'on voudrait s'élever contre le terme moyen de trente jours que nous avons fixé, dans le cas encore où l'on prétendrait n'avoir voulu parler que de marchandises susceptibles, nous trouverons que les cotons, par exemple, sont remis au consommateur, à Marseille, 76 jours après leur départ, ce qui ne ferait que 12 jours de plus qu'à Londres, au lieu de 4o comme l'avait calculé M. Auguis.

Toutefois, ces 10 jours de plus sont compensés et bien au delà par la plus-value des assurances, qui est de $\frac{1}{2}$ pour 100, et par la plus-value du fret, qu'on ne saurait estimer à moins de 1 pour 100 sur les marchandises d'encombrement. Quant aux dépenses sanitaires, elles ne sont pas moindres à Londres qu'à Marseille ; car le bill de 1824 n'a eu pour objet que d'établir une conformité de .dépenses entre les quarantaines faites en Angleterre et celles faites à Trieste et dans nos ports de la Méditerranée. Avant ce bill, les droits sanitaires, à Standgate, Creck, étaient, relativement aux droits qu'on perçoit à Marseille, comme 15 et quelquefois comme 20 est à 1. Ces droits étaient d'ailleurs si inégalement ré-partis, qu'un tonneau de soie, qui vaut 2,000 l. st., payait 17 schellings ; tandis qu'un tonneau d'é-meri, dont la valeur est de 4 l., payait 8 schellings. On avait même calculé que, pour une quaran-taine de 40 jours effectifs, un bâtiment de 300 tonneaux dépensait 480 l. ou 12,000 francs environ.

Quant à l'assertion de M. Auguis relative à Trieste, nous n'avons pas les moyens de la vé-rifier. M. Auguis parle bien aussi de quelques autres jours employés au déchargement et qui ne comptent pas comme jours de quarantaine ; mais cela n'est pas particulier au port de Mar-seille, et dès lors il y a balance pour cet article.

Toutefois, quittons M. Auguis et revenons à nos calculs de dépenses quarantenaires.

Nous avons trouvé que le terme moyen des contumaces; pour les provenances de la mer Noire, de Turquie, de Grèce, d'Égypte, de Tripoli et de Tunis, était de 27 jours (1) pour les navires, et nous avons estimé à 3o jours la quarantaine, moyenne pour les marchandises : cherchons donc quelles valeurs ont été importées de ces pays en 1831 ; les tableaux des douanes nous donnent les renseignemens suivans.

	navires	montés par	et portant pour
Égypte.	66 —	577h. —	4,799,199 fr.
Tunis et Tripoli. .	26 —	264 —	995,708
Turquie	60 —	603 —	8,080,529
Grèce.	16 —	231 —	347,528
Mer Noire.	—	949 —	12,007,146
	2,624 —		26,230,110

Intérêt de 26,230,110, pendant 3o jours.	131,150 fr.
2,624 hom., à 2 fr. 50 c. par jour et par homme , pendant 27 jours. . . .	177,120
Recette de l'Intendance.	210,000
Frais d'alléges, etc.	Mémoire.
TOTAL. . .	518,270 fr.

(1) Si nous avions compris dans nos relevés les provenances d'Alger, de Bone , d'Oran et quelques autres encore suspectées de peste, le terme moyen des quarantaines n'aurait pas été de 20 jours.

Laquelle somme est, à celle qui représente le montant des importations comme 1 est à 50; c'est à dire, que chaque valeur de 100 francs a supporté une perte de 2 francs : mettons 2 francs 33, à cause des frais que nous n'avons pu estimer et que nous avons portés pour mémoire.

Deux et $\frac{1}{3}$ pour cent paraîtront sans doute une dépense énorme.

Cependant, calculons ce qui nous en coûterait si, ne prenant aucune mesure contre la peste, on nous soumettait, au dehors, à une quarantaine de 27 jours, chiffre égal au terme moyen des quarantaines à Marseille.

Nous avons déjà vu, au sujet de la fièvre jaune, qu'il avait été expédié de France, en 1831, pour les États méridionaux

2,352 navires montés par 16,490 hommes, et portant pour.	116,134,215 fr.
Les intérêts de cette somme pendant 30 jours s'éleveraient à.	580,671
16,490 hommes, à 2 fr. 50 c. par homme et par jour, pendant 27 jours .	1,113,075
Frais sanitaires. Nous les évaluons comme à Marseille, bien que cette somme ne soit pas en rapport avec le nombre des navires et les valeurs exportées, ci.	210,000
Total. . .	1,903,746 fr.

On voit, en rapprochant cette somme de celle
de 518,270, à laquelle se sont montées les pertes
éprouvées en 1832, par suite des quarantaines à
l'entrée, qu'il y a eu une différence, à notre avantage, de 1,385,476 francs; et l'on peut se con-
vaincre, en outre, que lors même que les quarantaines imposées à nos provenances ne seraient
que de 7 jours, comme nous l'avons supposé à
l'occasion de la fièvre jaune, on y trouverait encore un bénéfice, puisque ces quarantaines de
7 jours nous coûteraient 634,064 f. ou 115,794 f.
de plus que les 27 jours imposés par l'Intendance de Marseille.

Nous aurions voulu pouvoir tenir compte
d'une autre perte que subit le commerce, nous
voulons parler de l'usure du navire pendant les
jours de séquestration et du manque à gagner;
mais d'abord, il est fort difficile d'établir en
moyenne la valeur des navires qui ont trans-
porté chez nous les denrées nécessaires à notre
consommation et à notre industrie; outre que la
grandeur de ces navires diffère, ils ont aussi un
âge différent, puis ils sont établis avec des ma-
tériaux plus ou moins chers, selon le pays où ils
ont été construits : c'est ainsi que, d'après l'en-
quête faite en Angleterre en 1823, il a été re-
connu que chaque tonneau de navire anglais

coûtait de 15 à 28 livres sterling, que chaque tonneau de navire prussien revenait de 6 à
10 l., que chaque tonneau de navire suédois
coûtait 6 l. 14 d., chaque tonneau de navire
français de 9 à 12 l., et enfin, que chaque tonneau de navire russe coûte de 4 à 5 l.

Une autre difficulté s'opposait encore à ce
que ce calcul fût établi; c'est que les navires
pouvant repartir en cours de quarantaine, il ne
nous était pas possible de savoir combien de
navires avaient profité de cette faculté et à quelle
époque de leur quarantaine ils avaient repris la
mer.

Du reste, pour donner une idée des sommes
que l'usure des navires fait perdre pendant la
quarantaine, nous supposerons que 100 navires,
valant 60,000 francs chacun, ont eu à subir une
quarantaine de 27 jours à Marseille. Or, comme
la moins-value annuelle est estimée à 10 pour 100,
on trouve que cette moins-value est de 1,644 fr.
par jour, pour les 100 navires dont il s'agit, ou de
44,388 fr. pour les 27 jours de contumace; ce qui,
probablement, n'augmenterait pas d'un cin-
quième le total des pertes éprouvées par suite
des mesures sanitaires : mais d'ailleurs, si nous
faisions ce calcul à l'importation, il nous faudrait
aussi le faire pour l'exportation, et les rap-

ports n'en seraient pas dérangés autant qu'on pourrait le supposer.

Nous bornerons ici ces observations, nous réservant de présenter un résultat général des pertes que le commerce a dû supporter par suite des mesures sanitaires, depuis que la législation actuelle est en vigueur.

EXTRAIT

*Du Rapport fait à l'Académie des sciences,
le 8 juillet 1833.*

———

...... Sans doute, le travail qui nous occupe laisse encore à désirer, il n'y a pas été tenu compte de la dépréciation probable des marchandises, pendant la séquestration; l'auteur n'a pas pu, non plus, réduire en chiffres l'effet moral, la gêne et les craintes que ressentent les entreprises commerciales de ce genre d'entraves (les quarantaines); néanmoins et malgré ces légères imperfections, il a puissamment réfuté, il a complétement détruit cette série d'objections contre les quarantaines, savoir : les grands préjudices, les torts immenses que ces mesures causent au commerce. Évidemment, le commerce souffre peu de ces entraves plus apparentes que réelles et, dans l'état actuel des idées et des opinions sur ces matières, la suppression des quarantaines, en France, serait bien plus nuisible qu'utile à nos relations commerciales avec les diverses nations.

Ainsi, la puissance des chiffres le prouve : non

seulement les quarantaines ne causent point au commerce d'importation des pertes immenses, non seulement les frais que les quarantaines entraînent sont assez minimes, mais encore ces mesures sanitaires deviennent une économie par les dépenses qu'elles évitent au commerce d'exportation. . . . .

. . . .

Déjà l'*Académie* aura regretté, avec ses Commissaires, que les calculs n'aient embrassé qu'une seule année, que les mouvemens opérés dans nos ports pendant 1831. Etablis sur une plus grande échelle, ces calculs auraient eu des résultats bien plus concluans. Du reste, l'auteur, à qui cette objection n'avait point échappé, ne l'a pas laissée sans réponse : plus tard, dit-il, en terminant son intéressant travail, il en présentera une continuation qui se rapportera à toutes les années écoulées depuis l'adoption des réglemens appelés à régir aujourd'hui les quarantaines.

D'après ces diverses considérations, l'*Académie* jugera sans doute convenable de déposer *honorablement* aux archives le Mémoire de M. de Ségur Dupeyron, de donner des éloges à ce

travail et d'engager l'auteur à continuer ses re-
cherches statistiques sur ce sujet. Ce sont là les
conclusions que la Commission a l'honneur de
soumettre à l'*Académie*.

Signé à la minute :

Girard, Freycinet, et Double, *Rapporteur*.

Certifié conforme :

*Le Secrétaire perpétuel pour les
Sciences mathématiques,*

F. Arago.

IMPRIMERIE DE Mme HUZARD (née VALLAT LA CHAPELLE),
Rue de l'Éperon, n° 7.